AF465658

LES

CARDIAQUES

A BAGNOLS-LES-BAINS

(LOZÈRE)

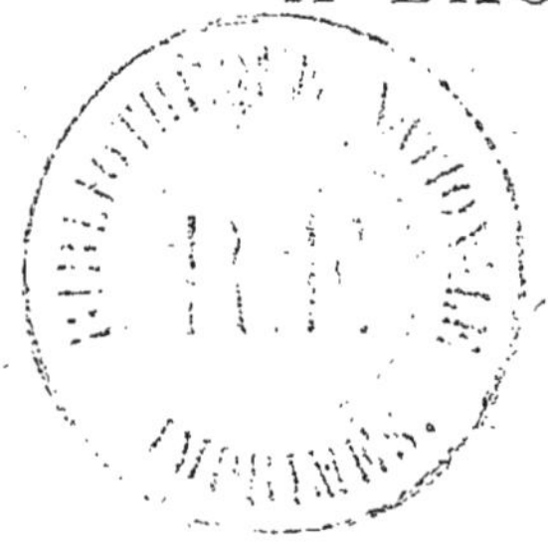

PAR

LE Dr COULOMB

Ancien interne des hôpitaux de Lyon,

Médecin consultant à Bagnols.

Mémoire lu à la Société nationale de Médecine de Lyon,

le 21 mai 1883.

— Compte-rendu de la séance —

LYON

ASSOCIATION TYPOGRAPHIQUE

F. PLAN, rue de la Barre, 12.

1883

LES

CARDIAQUES

A BAGNOLS-LES-BAINS

(LOZÈRE)

PAR

LE Dr COULOMB

Ancien interne des hôpitaux de Lyon,
Médecin consultant à Bagnols.

Mémoire lu à la Société nationale de Médecine de Lyon,
le 21 mai 1883.

— Compte-rendu de la séance —

LYON
ASSOCIATION TYPOGRAPHIQUE
F. PLAN, rue de la Barre, 12.

1883

LES CARDIAQUES

AUX EAUX DE BAGNOLS

(LOZÈRE)

Pendant notre internat, nous avons souvent entendu nos maîtres dans les hôpitaux de Lyon, et en particulier les professeurs Bondet, Soulier, Rambaud et Teissier, parler avec avantage, au sujet de la thérapeutique des lésions cardiaques d'origine rhumatismale, d'une station thermale qu'on pouvait appeler l'Aix du Midi, située entre Aix et les Pyrénées, au centre même du département de la Lozère.

Encouragé par ces maîtres vénérés, nous nous sommes décidé à étudier ces eaux, surtout au point de vue des lésions cardiaques, et c'est le résultat de quelques-unes de nos observations que nous avons l'honneur de soumettre aujourd'hui au jugement de la Société de médecine de Lyon, heureux si nous avons pu attirer l'attention du monde médical sur un traitement nouveau d'un genre d'affections devant laquelle la thérapeutique reste bien souvent impuissante.

Sans remonter à l'origine des thermes de Bagnols, sans parler des tables de Peutinger, dressées sous les règnes d'Honorius et d'Arcadius, des Calentes Baiœ (Bagnols), de Sidoine Apollinaire, de l'ouvrage du docteur Michel Baldit publié à Lyon en 1561, nous devons citer cependant les ouvrages de M. Dufresse de Chassaigne, inspecteur, sur le traitement de l'anévrysme rhumatismal du cœur par les eaux de Bagnols, ouvrages publiés en 1856, 1857 et 1859. Voici comment le docteur Dufresse de Chassaigne fut amené à s'occuper des lésions du cœur. « Il s'agissait, dit-il, d'un jeune homme d'une vingtaine d'années, conducteur de voitures, qui était venu prendre les eaux pour guérir des raideurs laissées par un rhumatisme articulaire aigu dont il avait été atteint quelques mois auparavant. Ayant trouvé un pouls irrégulier et intermittent, un volume du cœur plus considérable qu'à l'ordinaire, et des battements non-seulement irréguliers, mais encore séparés par un bruit de frottement très-marqué, que je notai ainsi : tic-fre-tac, je ne lui conseillai point l'usage des eaux : cependant, comme il désirait utiliser son voyage, je l'engageai à en user avec modération, et lui prescrivis, en conséquence, des demi-bains à 32° ou 33°, des pédiluves et de l'eau en boisson ; mais, au lieu de suivre ce traitement, il prit des bains à 38 ou 40°, des douches à la même température et des étuves. Il en fut très-vivement impressionné, mais enfin il les supporta : il transpira beaucoup et en quinze jours se trouva fort soulagé, non-seulement de ses raideurs, mais encore de son affection de cœur et de ses suites : il vint me faire part du résultat, ne me laissant pas ignorer qu'il avait pris les eaux sous toutes les formes. Ce jeune homme pouvait faire de longues courses, monter et courir sans être essoufflé à beaucoup près, comme auparavant : il n'y avait presque plus d'intermittence dans le pouls, les battements du cœur étaient presque réguliers et séparés seulement par un léger frôlement. Trois mois après, lorsque je le revis en passant à Murat, il n'avait presque plus rien de son ancienne maladie », et le docteur Dufresse de Chassaigne ajoute : « Je ne me contentai point d'enregistrer ce fait, il me revenait sans cesse à la mémoire. Au fait, me disais-je, les rhumatismes articulaires et quelques lésions organiques qui les accompagnent guérissent bien aux eaux, pourquoi l'endocardite rhumatismale qui résulte de la même cause ne guérirait-elle pas aussi ? »

Mais, à cette époque, l'auscultation du cœur n'était pas arrivée à ce degré de précision qu'elle a atteint aujourd'hui, ce qui rendait forcément incomplètes les observations du docteur Dufresse de Chassaigne.

Son successeur, le docteur Raynal (de Tissonière), nous a bien souvent répété, depuis six ans que nous suivons attentivement l'influence des eaux de Bagnols sur les lésions du cœur d'origine rhumatismale, que, dans le courant de son inspectorat, il avait été frappé de la facilité avec laquelle les cardiaques soumis aux eaux de Bagnols, supportaient un traitement cependant fort rigoureux, de l'amélioration et quelquefois de la disparition de bruits de souffle de date relativement ancienne

En 1874, cet inspecteur distingué présenta à l'Académie un mémoire sur l'action thérapeutique des eaux de Bagnols ; on y trouve dix cas d'endocardite chronique améliorés ou guéris par l'uage de ces eaux.

Enfin nous trouvons, dans une thèse parue en 1879 (Hermantier), l'opinion d'un praticien de Marvéjols (Lozère), le docteur Daudé, qui a une grande habitude des eaux de Bagnols : « L'amélioration progressive et si considérable du cœur à la suite d'un traitement à Bagnols, longtemps continué, tend à démontrer que, sous l'influence de ces eaux, les endocardites de nature vraiment rhumatismale sont curables, à condition de persévérer dans le traitement. »

Il nous paraît nécessaire de donner ici quelques détails rapides sur le climat, sur les sources, sur les propriétés physiques et chimiques, sur le mode d'administration, sur l'action physiologique des eaux de Bagnols ; peut-être trouverons-nous, par l'étude attentive de ces questions, l'explication de l'amélioration par ces eaux, de ces lésions organiques du cœur dont l'immortel Bouillaud (1) a pu dire « qu'elles se jouent de tous les moyens de l'art et conduisent à une mort inévitable, au milieu des angoisses d'une éternelle dyspnée, les malheureux qui en sont affectés ». Ce serait une réponse aux paroles suivantes que prononçait, en 1851, le

(1) *Clinique médicale*, tome III, page 109.

savant rapporteur de l'Académie de médecine de Paris : « Il est évident que certaines eaux thermales, généralement efficaces contre le rhumatisme chronique, se montrent également appropriées à la guérison de l'endocardite chronique, lorsque cette lésion est un des effets de la diathèse rhumatismale : ce résultat thérapeutique n'a rien qui doive surprendre ; en effet, lorsque des manifestations pathologiques sont de même nature, leur indication ne doit pas différer pour le dedans ou le dehors, pour les organes profonds ou pour les organes superficiels ; mais toutes les eaux minérales réputées souveraines contre le rhumatisme conviennent-elles également bien, dans les cas d'endocardite chronique ? C'est un point de thérapeutique que je présente à l'étude et à l'expérimentation des médecins attachés aux établissements thermaux. »

Climat. — Le village de Bagnols est placé dans un bas-fond, sur un sol schisteux, au versant septentrional d'une montagne, la Pervenche, qui n'est que le prolongement du Mont-Lozère (1,735 mètres d'altitude). Il est situé à 920 mètres au-dessus du niveau de la mer ; mais, malgré son élévation et en raison sans doute de la protection contre les vents que lui donnent les montagnes environnantes, la température y est douce et modérée. Je n'ai jamais vu, en été, la température s'élever à plus de 30° ou s'abaisser au-dessous de 15° : la température moyenne est 18°. Les mois de juin, juillet, août et septembre sont généralement chauds. Les soirées et les matinées sont quelquefois fraîches ; cependant le thermomètre ne descend jamais au-dessous de 10°.

La latitude de Bagnols est de 44°,30', sa longitude de 1°,25'42''.

La hauteur de la colonne barométrique est en moyenne de 68 à 69 centimètres.

Une belle et vigoureuse végétation recouvre partout la vallée de Bagnols, arrosée par le Lot, dont les sources sont à quelques kilomètres de Bagnols. Les montagnes sont couvertes de pins, de sapins, de *frênes*, de bouleaux, de hêtres ;

la base des montagnes est couverte de *colchiques*, de genêts, de serpolets qui répandent une odeur délicieuse.

Des sources. — Ce sont des eaux sulfurées sodiques. Il y a à Bagnols cinq sources thermales sulfureuses et une ferrugineuse, qui fournissent ensemble 260,000 litres par vingt-quatre heures.

La température varie pour chacune d'elles : les deux premières ont 41°,9 ; les n°s 3 et 4, 31°,5, et les deux autres 35°.

Elles sont claires et limpides ; leur densité est un peu plus élevée que celle de l'eau distillée.

Elles dégagent une odeur d'hydrogène sulfuré ; leur saveur est fade, légèrement styptique.

Elles laissent des dépôts dans les bassins et les conduits.

« Les chambres et les corridors (1) où les vapeurs pénètrent ont leurs murailles recouvertes de cristaux, de sulfate acide de chaux. Tous les objets en fer sont non-seulement corrodés par l'oxydation, mais on y reconnaît le fer à l'état de sulfate ; le cuivre, l'argent et l'or y prennent une couleur noire : il suffit d'exposer du mercure pendant une demi-heure à l'eau courante pour obtenir immédiatement du sulfure de mercure noir. »

Composition chimique des eaux. — Elle est connue depuis longtemps ; de nombreuses analyses chimiques ont été faites à différentes époques par MM. Plagnol, inspecteur de l'Académie de Nîmes ; O. Henri, chimiste de l'Académie de médecine, en 1836, et enfin par M. Dufresse de Chassaigne, médecin inspecteur de la station thermale en 1855.

D'après cette dernière analyse, qui est seule complète, la composition chimique des eaux de Bagnols est la suivante :

(1) Docteur Chevalier : *Recherches et observations sur les thermes de Bagnols* (1840).

Eau : 1 litre.

Azote.......................... / Acide carbonique..................	quantité indét.
Gaz hydrosulfurique..............	0,0027
Bicarbonate de chaux.............	0,0684
— de magnésie..........	traces
— de soude anhydre.....	0,2265
Sulfate de chaux..................	0,0148
— de soude anhydre..........	0,0890
Chlorure de sodium...............	0,1428
— de potassium	0,0030
Silice, alumine et oxyde de fer.....	0,0329
Arsenic..........................	traces
Matière organique azotée, soluble et insoluble (glairine ?)............	0,0358

Mode d'administration. — Les eaux de Bagnols sont employées en bains, douches, étuves, en inspiration et en boisson.

Les bains se prennent dans les piscines et dans les baignoires. Les bains de piscine ont 39°,5 : aussi éprouve-t-on, en entrant dans la piscine, une vraie chaleur qui oblige à ne plonger le corps dans l'eau que peu à peu : une fois le premier effet passé, on s'y trouve à l'aise ; cependant la durée des bains de piscine doit être surveillée, car, au bout d'un temps, qui varie entre 15 et 45 minutes suivant les malades, la respiration devient gênée, les battements du cœur se précipitent, le visage se couvre d'une sueur abondante. Aussi, au sortir du bain, le malade est-il essuyé avec soin, enveloppé d'un immense peignoir en flanelle et d'une forte couverture en laine, puis transporté, dans cet état, dans un lit chauffé, où l'on favorise la sueur par un verre d'eau thermale ou une infusion chaude. Le transport du malade se fait en général dans une chaise à porteurs bien close, pour éviter l'action des courants d'air frais sur le corps en sueur. Peu à peu la chaleur et l'excitation produite par le bain diminuent, malgré une sueur abondante qui couvre tout le corps ; les battements du cœur se modèrent ; le pouls qui, arrivé à 100, 120 pulsations, retombe à 65 ou 70 : la respiration reprend son rhythme normal.

Enfin, au bout de 30 ou 45 minutes de sudation, le malade se débarrasse de son peignoir, de sa couverture, s'essuie fortement et avec soin, puis remet sa chemise de nuit et reste encore dans le lit pendant une ou deux heures ; mais, à ce moment, tout est rentré dans l'ordre, et le malade se repose de ce qui est pour lui une grande cause d'affaiblissement.

Dans le courant de la journée, après trois ou quatre bains, une transpiration agréable remplace l'abondante sécrétion cutanée produite pendant et après le bain ; en somme, le bain de piscine produit de l'excitation, passagère, il est vrai, mais assez forte cependant pour nécessiter une préparation antérieure qui consiste en bains de baignoire : ceux-ci, en effet, peuvent être donnés à une température graduellement croissante de 25° à 37° ; ils sont utiles pour préparer le malade à entrer dans la piscine, surtout s'il a un tempérament nerveux, sanguin, s'il a le système nerveux délicat et mobile.

Quant aux douches et aux étuves, elles sont administrées comme dans tous les établissements où l'on traite les rhumatismes chroniques, les névralgies, les arthrites, les vieilles fractures, les ankyloses, etc.

Les eaux de Bagnols, prises en boisson, doivent être bues à jeun, et à dose progressive, qui ne doit jamais dépasser 5 à 6 verres par jour.

En général, du troisième au cinquième jour, se manifeste la fièvre thermale, qui ne nécessite que quelques précautions faciles à prendre. Après la saison, on observe quelquefois chez les malades des furoncles, des éruptions de nature diverse, qui, du reste, n'offrent aucune gravité. Mais il est un point sur lequel il faut attirer l'attention du malade, c'est la persistance, plusieurs mois après le traitement, d'un certain état de moiteur de la peau, état qu'il faut savoir ménager et surveiller.

Ces préliminaires posés, nous allons passer en revue quelques-unes des observations que nous avons recueillies dans le courant de cette année ; d'autres, beaucoup plus nombreuses, feront l'objet de publications ultérieures, quand elles seront assez anciennes pour avoir reçu la consécration du temps. Nos observations ont été prises avec toute la rigueur possible, suivant les préceptes du professeur Bondet, dont nous avons eu l'honneur d'être l'interne ; les tracés sphygmographiques ont été pris avant et après le traitement thermal.

Avant de commencer la série de nos observations, nous croyons qu'il est bon de dire quel est le procédé que nous avons employé pour l'examen du cœur de nos malades : c'est celui de nôtre cher et excellent maître le professeur Bondet, qui nous paraît meilleur que ceux du professeur Bacelli (de Rome) et du docteur Constantin Paul, médecin des hôpitaux de Paris. Ces deux savants, en effet, pour déterminer les variations et les déplacements d'un organe essentiellement mobile comme le cœur, s'appuient sur des points de repère fixes, la veine cave inférieure et la veine cave supérieure.

M. Bondet, au contraire, a un point de repère pris sur le cœur lui-même. Dès lors, quel que soit le déplacement, quelle que soit la configuration nouvelle de l'organe, il sera facile de le suivre et de le mesurer : ce nouvel élément, c'est le claquement sigmoïdien de l'artère pulmonaire.

On sait que le claquement sigmoïdien est produit par le choc de l'ondée sanguine sur les valvules sigmoïdes de l'artère pulmonaire. Comme cette artère est très-superficielle et qu'elle touche légèrement en avant la paroi thoracique, il est naturel que l'ébranlement produit par le choc du sang sur les valvules tendues se transmette directement à la paroi, et par conséquent à la main appliquée sur cette dernière.

Nos malades ont toujours été examinés couchés : c'est la paume de la main, étendue sans raideur, qui doit chercher le siège du claquement, puis la pulpe des doigts intervient pour préciser plus exactement ce siège ; on éprouve alors une sensation toute particulière et avec laquelle on se familiarise rapidement : c'est une sensation de choc léger, de frottement rapide alternant avec le choc de la pointe. Il est facile de distinguer le mouvement d'expansion systolique qui s'étend plus ou moins loin tout autour du centre de la région du cœur, du choc faible, mais brusque et nettement circonscrit, du claquement artériel diastolique : une bonnè précaution à prendre, c'est de faire faire au malade trois ou quatre fortes inspirations suivies d'expirations profondes, et de l'arrêter ensuite quelques secondes dans l'expiration la plus complète possible. De cette façon, le thorax, énergiquement abaissé, s'applique plus fortement sur l'artère pulmonaire et rend plus facile la transmission du choc à la paroi. Le siège précis des valvules sigmoïdes de l'artère pulmonaire une fois déterminé par ce procédé, dont nous avons pu vérifier l'exactitude par de nombreuses autopsies, siège du maximum du bruit diastolique, on recherche la pointe du cœur : la ligne qui joint ces deux points représente la hauteur ventriculaire gauche, dont la longueur est en moyenne de 8 centimètres à 9 centimètres.

Cette hauteur ventriculaire représente la base d'un triangle équilatéral qu'il est facile de construire. Si, maintenant, on veut figurer à la place des lignes droites du triangle les bords arrondis des ventricules, on aura exactement la configuration et le volume du cœur cherchés.

OBSERVATION I. — *Endocardite rhumatismale; rétrécissement et insuffisance aortique.*

Mme X..., de Nevers (Nièvre), âgée de 27 ans, arrive à Bagnols le 1er août 1882.

C'est une personne grande, brune, très-robuste, bien réglée et mère de famille. Son père et sa mère, ses frères et sœurs, bien portants, n'ont jamais eu d'attaques de rhumatisme.

Son passé morbide se borne à une seule attaque de rhumatisme articulaire aigu, qui remonte à un an. A cette époque, toutes les grandes articulations furent prises, et la malade dut garder le lit pendant trois mois, avec tous les symptômes d'une endocardite intense.

Dans le temps qui s'écoule depuis la convalescence jusqu'à aujourd'hui, les symptômes de lésions cardiaques persistent et s'accentuent : vertiges nombreux, accompagnés de malaises, d'inappétence et de langueurs stomacales. Etat général mauvais, insomnie, accès caractérisés par des douleurs très-aiguës, frappant la région précordiale et la base du cou, et allant parfois jusqu'à l'orthopnée. La fatigue, la marche, la moindre ascension de quelques escaliers, la digestion, réveillent ces accès et rendent la vie insupportable à la malade, qui, à partir de ce moment, devient d'une irascibilité et d'une impressionnabilité excessives.

Voici ce que nous constatons avant le traitement thermal : L'état général laisse à désirer ; le sommeil est interrompu par des hallucinations et une agitation fébrile intense ; le caractère est irascible, capricieux, porté vers la tristesse, ou, pour mieux dire, vers le désespoir, avec une véritable tendance à la lypémanie.

L'appétit est nul ; les digestions pénibles ne permettent pas à la malade une alimentation suffisante. Les troubles gastriques très accentués résistent aux médications classiques.

Du côté du cœur, les troubles sont plus grands encore : le moindre effort s'accompagne d'essoufflement et de dyspnée, qui forcent la malade à rester dans le repos le plus absolu.

L'auscultation pulmonaire ne révèle rien de particulier.

L'examen de la région précordiale, auquel nous procédons avec soin, donne les résultats suivants :

La région présente une voussure manifeste, surtout dans le sens longitudinal ; elle est agitée de battements isochrones aux battements du cœur. Le claquement sigmoïdien de l'artère pulmonaire, ou plutôt une double sensation de choc léger, se perçoit manifestement dans le deuxième espace intercostal gauche, à sa partie la plus interne, vers le bord supérieur du troisième cartilage costal. La pointe du cœur, au lieu de battre sur la ligne mamelonnaire et dans le cinquième espace intercostal, bat dans le sixième espace et à un centimètre de la ligne mamelonnaire. La ligne qui joint la pointe, au siège même des battements sigmoïdiens de l'artère pulmonaire, mesure 10 centimètres.

A l'auscultation et à la pointe, rien de particulier ; mais à la base on entend manifestement un double souffle ; le premier, systolique, couvre complètement le premier temps et se perçoit dans les carotides s'il est rude ; le deuxième, diastolique, doux et prolongé, se propage le long du sternum jusqu'à la pointe, où il diminue d'intensité. On en suit la diminution graduelle depuis le foyer de la base jusqu'à la pointe. Le premier de ces deux bruits se trouve absolument, dans le deuxième espace intercostal gauche, à sa partie la plus interne vers le bord supérieur du troisième cartilage costal, c'est-à-dire au point même où la palpation avait fait reconnaître les valvules sigmoïdes de l'artère pulmonaire. Quand on s'éloigne de ce point, les deux bruits diminuent.

Le double souffle crural de Durozier n'existe pas. 70 pulsations. Le pouls est petit, mou, dépressible, régulier ; le tracé sphygmographique(1), pris le 3 août 1882, présente ces caractères. Ce qui le caractérise, c'est surtout l'obliquité de la ligne ascensionnelle.

1er tracé : avant le traitement ; 2e tracé : après le traitement.

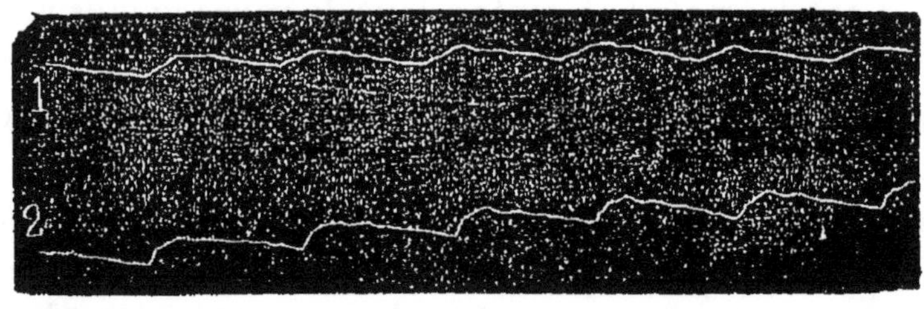

En somme, ce qui domine la scène morbide dans cette observation, ce sont d'une part les troubles gastriques, les insomnies, et, d'autre part, les palpitations et une dyspnée intense au moindre effort.

La malade supporte bien le traitement. Une amélioration évidente se manifeste ; l'état général se transforme, les forces se réveillent, l'appétit renaît, le sommeil reparaît ; enfin et surtout les accès de dyspnée disparaissent, et avec eux cette douleur tenaillante, déchirante de l'angor pectoris. La marche devient facile après le douzième bain, et la malade peut faire des promenades de 5 ou 6 kilomètres, sans crise d'aucune espèce et sans menace de crise. Enfin, le 21 août 1883, c'est-à-dire après dix-sept jours de traitement, la malade quitte Bagnols, dans un état relativement bon : l'appétit est complètement revenu, l'insomnie a disparu, les crises d'angine de poitrine, qui éclataient surtout au moment des digestions laborieuses, ne se sont plus manifestées ; la marche est facile, et l'essoufflement n'arrive que lorsqu'il faut faire une course rapide ou une ascension.

A l'auscultation, les deux bruits ont diminué d'intensité, en particulier le premier qui a perdu son caractère de rudesse. Il est moins prolongé et ne couvre pas complètement le premier temps. Le pouls est devenu plus fort, plus résistant. Le tracé sphygmographique (2), pris le 21 août 1882, donne une ligne ascensionnelle plus verticale et un peu plus élevée, ce qui indique une augmentation d'énergie contractile du cœur.

Cette malade, dont nous avons eu des nouvelles dans le courant de l'hiver 1883, continue à se bien porter et se propose de faire une nouvelle saison ; nous pourrons ainsi, pendant plusieurs années, suivre la marche de la lésion cardiaque et les résultats heureux de la thérapeutique thermale.

Observation II. — *Endocardite rhumatismale ; insuffisance mitrale avec léger rétrécissement mitral.*

M. X..., de Roanne, 9 ans et demi, est un jeune enfant dont l'état général est affaibli, et qui présente tous les symptômes d'une anémie très-marquée, consécutive à une attaque de rhumatisme articulaire aigu qui remonte à quatre mois.

Comme antécédents héréditaires, on note : le grand-père maternel, âgé de 78 ans, rhumatisant ; père et mère indemnes ; frère et sœur bien portants. Pas d'antécédents pathologiques.

En mars 1882, après une sortie près d'un étang, douleur dans la jambe gauche, impossibilité de la marche, mais pas de fièvre.

Cependant ces symptômes s'accentuent, et en mai 1882, attaque de rhumatisme articulaire aigu qui frappe toutes les grandes articulations, particulièrement les articulations fémoro-tibiales ; en même temps, endocardite intense, constatée par le docteur Talichet. A ce moment, épistaxis répétées qui mettent le jeune malade dans un état d'affaiblissement extrême. Application de larges révulsifs sur la région précordiale.

Sous l'influence d'un traitement général bien dirigé, le malade reprend enfin quelques forces et arrive à Bagnols le 10 juillet dans l'état suivant : C'est un enfant blond, à peau fine, à muqueuses décolorées, bien développé pour son âge (9 ans et demi). Du côté des voies digestives, l'état laisse à désirer. L'appétit est presque nul, les aliments n'inspirent que de la répugnance. L'ingestion est presque toujours suivie de nausées et quelquefois de vomissements.

Mais notre attention est surtout attirée par l'état du cœur ; l'ascension de trois ou quatre marches d'escalier amène des palpitations violentes, suivies d'épistaxis. La marche doit se faire lentement, sous peine d'une dyspnée très-accentuée.

La région du cœur, à la vue, paraît soulevée à chaque

contraction ventriculaire; la main perçoit un frémissement manifeste.

Les valvules sigmoïdes de l'artère pulmonaire battent derrière le sternum, juste en son milieu, au niveau de la troisième articulation chondro-costale. La pointe bat dans le sixième espace intercostal, à un centimètre en dehors de la ligne mamelonnaire.

A l'auscultation, et à la base, rien de particulier; à la pointe, les deux temps sont couverts complètement par deux souffles, dont le premier se prolonge vers l'aisselle, et se perçoit même en auscultant le malade dans le dos.

Nous sommes *manifestement* en présence d'un rétrécissement et d'une insuffisance de la valvule mitrale, le premier moins marqué que la seconde.

Le malade est soumis à un traitement lentement progressif; il est entravé un seul jour par une légère épistaxis qui cède facilement devant la suspension du traitement pendant un jour. Et après dix-sept opérations balnéaires, l'enfant quitte Bagnols. L'appétit est complètement revenu; plus de nausées ni vomissements; les muqueuses ont repris leur coloration habituelle; l'enfant peut faire des promenades de 5 à 6 kilomètres, sans ressentir aucune espèce d'essoufflement; et enfin, l'auscultation du cœur, pratiquée avec le plus grand soin, ne laisse percevoir qu'un seul bruit de souffle à la pointe, nettement systolique et se propageant un peu vers l'aisselle.

Le frémissement, qu'on percevait avec la paume de la main, a disparu.

Le pouls est devenu régulier, plus ample, plus fort; mais les deux tracés sphygmographiques, pris avant et après le traitement, sont assez significatifs par eux-mêmes.

Observation III. — *Endocardite rhumatismale; insuffisance mitrale.*

M. X..., de Lyon, 20 ans, arrive à Bagnols le 14 août 1882, porteur d'une insuffisance mitrale.

C'est un jeune homme amaigri, mais cependant vigoureux. Il se plaint surtout de troubles dyspeptiques et d'une sensation d'angoisse précordiale, dès qu'il veut marcher un peu rapidement, ou dès qu'il a pris ses repas.

On ne trouve rien dans les antécédents héréditaires; pas d'antécédents personnels au point de vue du rhumatisme. En mai 1881, hydarthrose des deux genoux, qui nécessitent un séjour de trois mois au lit.

Dans le courant de l'hiver 1882, nouvelle hydarthrose du genou droit, et à partir de ce moment, symptômes cardiaques, consistant en gêne de la respiration, sensation d'étouffement arrivant surtout pendant la nuit, battements tumultueux du cœur, irrégularité du pouls.

Quand le malade arrive à Bagnols, ces troubles persistent; il est découragé et croit à une mort prochaine, surtout au moment des accès d'angine de poitrine qui surviennent pendant la nuit.

La pointe, légèrement abaissée, bat entre le cinquième et le sixième espace intercostal, au niveau de la côte. Il existe un bruit de souffle systolique, se propageant à 3 ou 4 centimètres vers l'aisselle; la base est indemne; le pouls est irrégulier, petit, misérable.

Le malade éprouve, pendant les quatre premiers jours du traitement, une certaine peine à entrer dans l'appartement de la douche, puis, peu à peu, il s'y habitue, et voit disparaître tous les symptômes alarmants. L'énergie musculaire et morale renaît sous l'influence d'une alimentation graduellement croissante. Les promenades de 5 à 8 kilomètres sont bien supportés, et enfin le jour du départ l'auscultation du cœur révèle la presque disparition du souffle systolique de la pointe. Le premier temps, à la pointe, n'est pas nettement frappé, mais l'auscultation la plus attentive ne permet pas de discerner un bruit de souffle.

1er tracé : avant le traitement; 2e tracé : après le traitement.

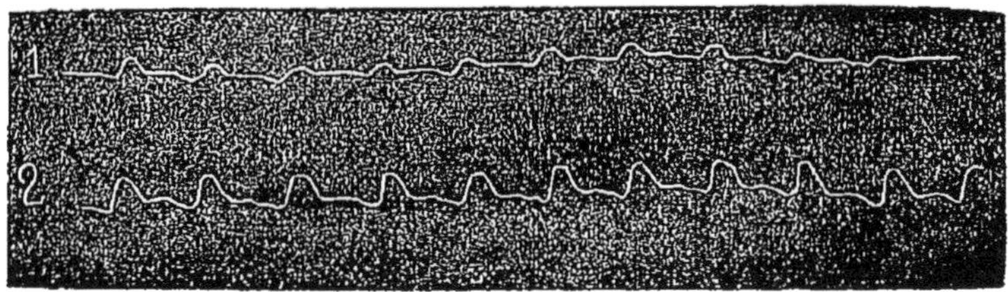

Le tracé sphygmographique, pris ce jour-là, diffère du premier par une ligne ascensionnelle plus verticale et plus longue.

Observation IV. — *Insuffisance mitrale.*

M. X..., de Lyon, âgé de 10 ans, est un jeune garçon robuste et bien constitué.

Dans la famille, aucun antécédent : frères et sœurs bien portants. Il y a deux ans et demi, atteinte de rhumatisme articulaire aigu, attentivement surveillé, mais qui ne permet pas de découvrir une lésion cardiaque. Mais un an après, sans aucune raison d'ailleurs, l'enfant ressent une douleur violente au niveau du cœur, et l'auscultation pratiquée par un éminent clinicien fait reconnaître à la pointe un bruit de souffle systolique très-fort, se prolongeant très-loin dans l'aisselle et couvrant absolument tout le premier temps.

Quand nous voyons le malade à Bagnols, le 7 août 1882, les mêmes symptômes ont persisté.

La région précordiale présente une voussure très-marquée surtout dans le sens longitudinal : elle est agitée d'un mouvement spiroïde à chaque systole.

L'état des valvules sigmoïdes de l'artère pulmonaire se perçoit nettement sur le bord supérieur de la troisième articulation chondro-costale gauche : la pointe bat sur la ligne mamelonnaire, à 4 centimètres du mamelon, dans le 7e espace intercostal.

On y perçoit un bruit de souffle fort, rugueux, prolongé, systolique, perceptible jusque dans la région dorsale, et à maximum nettement à la pointe. Nous nous trouvons donc en présence d'une endocardite rhumatismale, ayant porté surtout sur la valvule mitrale, et ayant déterminé une hypertrophie considérable du ventricule gauche.

Le traitement, bien supporté par le jeune malade, se poursuit sans aucun accident jusqu'au 25 août 1882, jour de son départ.

Le bruit du souffle a perdu son caractère rugueux, son intensité : il s'entend moins dans la région dorsale ; enfin la ligne ascensionnelle du tracé sphygmographique est plus verticale et plus longue que celle du premier. L'état général est bon.

Observation V. — *Péricardite chronique, d'origine rhumatismale.*

Mme X..., de Montpellier, âgée de 25 ans, est une personne d'un tempérament nerveux très-prononcé. Issue d'un père rhumatisant, elle éprouve quelquefois des douleurs vives dans les petites articulations des mains et des pieds. — Réglée à 12 ans, toujours régulièrement.

Le début de la maladie paraît remonter à 4 ans. Mme X... est accouchée, à cet époque, fort heureusement, au terme régulier de sa grossesse ; mais, quelques semaines après, elle éprouva des palpitations violentes, de l'oppression et même des étouffements, et une douleur aiguë qu'elle rapporte au creux épigastrique : cependant l'état général se maintient bon jusqu'à il y a 3 mois, c'est-à-dire à la fin mai 1882. A cette époque, les palpitations augmentent, et Mme X... est examinée par un éminent professeur de la Faculté de Montpellier, qui affirme le diagnostic de péricardite chronique et fait appliquer de larges révulsifs sur la région précordiale ; une amélioration sensible se produit, et Mme X... arrive à Bagnols le 26 juillet 1882.

L'état général est bon : les fonctions digestives et menstruelles s'accomplissent régulièrement.

La malade se plaint surtout des fonctions respiratoires : à peine est-elle depuis quelques instants dans un appartement fermé, qu'elle ressent des douleurs précordiales intenses, des étouffements qui la forcent à ouvrir précipitamment les fenêtres par crainte d'asphyxie ; elle éprouve en même temps une douleur continue, mais peu vive, au niveau du sein gauche, douleur qui peu à peu s'étend sur toute la région précordiale.

Elle est sujette à des insomnies fréquentes, à des cauchemars. Au cœur, les signes stéthoscopiques persistent ; on perçoit un bruit de va-et-vient superficiel, limité, non propagé, dont le maximum est au milieu de la ligne qui joint la pointe à la base du cœur ; les limites de ce frottement sont les mêmes que celles de la matité cardiaque.

La pression avec le stéthoscope augmente ce bruit de frottement.

Quant aux bruits normaux du cœur, on peut les saisir avec leur timbre accoutumé, soit à la base, soit à la pointe.

Le pouls est petit, dépressible, irrégulier, présentant quelques intermittences ; 90 pulsations à la minute. L'état des poumons ne laisse rien à désirer.

Un traitement très-doux au début est institué ; la plus grande surveillance est recommandée à la baigneuse ; à partir du 4e jour, Mme X.., qui avait éprouvé une certaine difficulté à rester dans la grande piscine, commence à voir son état nerveux s'améliorer : elle, qui ne pouvait rester quelques minutes dans un appartement où se trouvait une réunion de quelques personnes, demeure 30 minutes dans la grande piscine, le 10e jour de son traitement ; la douleur précordiale disparaît, un sommeil calme et réparateur remplace les insomnies et les cauchemars d'autrefois, enfin le pouls se régularise, prend de l'ampleur et descend à 60 ou 65 pulsations.

Malgré les recommandations qui lui sont faites, Mme X... se livre à la danse, et dit n'éprouver aucune gêne respiratoire ; elle peut faire de longues promenades sans fatigue ; enfin, le jour de son départ, le bruit de frottement a diminué d'étendue et ne s'entend plus que sur une surface de l'étendue d'une pièce de 5 francs en argent, entre la pointe et la base du cœur.

L'état général est excellent.

Le tracé sphygmographique, pris après le traitement, est totalement différent du premier et se fait surtout remarquer par une augmentation de l'énergie ventriculaire et une plus grande régularité.

OBSERVATION VI. — *Endocardite rhumatismale. — Insuffisance mitrale.*

Mme X..., du Puy (Haute-Loire), 31 ans.

Père et frère rhumatisants ; grand'mère morte à 75 ans d'une lésion cardiaque, au dire de la malade. Menstruation régulière.

En mars 1879, attaque de rhumatisme articulaire aigu, qui frappe les articnlations du pied, de la main, du coude et de l'épaule droite ; température élevée, un mois de séjour au lit.

En juillet 79, c'est-à-dire 5 mois après le début de l'affection, première saison à Bagnols ; le médecin traitant constate tous les signes d'une insuffisance mitrale. En juillet 81, 2e saison : le souffle persiste, quoique diminué.

Actuellement, la malade se plaint de quelques douleurs vagues dans les muscles des membres ; de temps en temps elle accuse une sensation de contusion au niveau de la région précordiale.

Le sommeil est agité.

La pointe du cœur bat dans le 5e espace intercostal, les

valvules sigmoïdes de l'artère pulmonaire à leur place : il ne paraît donc pas y avoir d'hypertrophie ventriculaire ; cependant, on perçoit au 1er temps et à la pointe un bruit de souffle couvrant en partie le 1er temps et se propageant vers l'aisselle : il est du reste doux. L'auscultation de la base du cœur et des vaisseaux du cou ne révèle rien de particulier.

Le pouls est petit, mou, dépressible, régulier.

Le traitement, bien supporté, est commencé le 19 juillet et se termine le 2 août, sans accident.

Le bruit de souffle se perçoit à peine, le 1er temps à la pointe commence à être nettement frappé.

Le tracé sphygmographique donne une impulsion cardiaque plus forte.

Observation VII. — *Insuffisance mitrale; anémie; dyspepsie.*

M. X..., 26 ans, a des parents bien portants : cependant la mère, rhumatisante, paraît atteinte d'une lésion cardiaque, mais sans troubles fonctionnels.

Première atteinte rhumatismale des articulations à l'âge de 12 ans, mais non suivie de symptômes cardiaques.

A l'âge de 19 ans, en septembre 1875, deuxième attaque de rhumatisme articulaire aigu, avec température élevée, qui nécessite un séjour au lit de 15 jours. Trois ou quatre mois après, symptômes d'essoufflement : cependant l'état général se maintient bon ; le malade peut chasser et courir sans être trop essoufflé : le malade peut faire son service militaire.

Le 13 décembre 1879, hémoptysie légère, 200 grammes. Elle se répète pendant onze jours et est suivie de palpitations, de dyspnée, surtout pendant la nuit. A partir du 25 décembre 1880, troubles digestifs qui persistent jusqu'en février 1881.

Enfin, le 4 février 1882, ce malade est vu par un jeune et distingué médecin des hôpitaux de Lyon, qui constate les symptômes suivants : La pointe du cœur bat dans le sixième espace, un peu en dedans du mamelon : les battements sont réguliers, à peine de loin en loin une faible irrégularité. Pas d'œdème, jamais d'asystolie. Le seul retentissement viscéral consiste dans des troubles dyspeptiques assez accusés : le souffle systolique de la pointe est parfaitement perceptible. Rien au poumon. Tel est l'état du malade quand il arrive à Bagnols. A son départ, tous les troubles gastriques ont disparu : l'appétit est complètement revenu, le souffle de l'insuffisance se perçoit à peine et en un point très-limité, l'état général est excellent. Le tracé sphygmographique indique une augmentation de la contractilité cardiaque. L'amélioration a persisté après le traitement ; le malade a passé un excellent hiver, et se propose de faire une nouvelle saison à Bagnols cette année.

Réflexions. — Ce qui domine dans cette observation, c'est l'amélioration de l'état général, la disparition des troubles secondaires divers, le tout lié sans doute à la facilité plus grande de la circulation et à l'augmentation de la contractilité cardiaque. En somme, effet tonique sur le cœur et les vaisseaux.

Observation VIII. — *Endocardite rhumatismale ; rétrécissement aortique.*

Ce malade, âgé de 30 ans, m'est adressé par M. le professeur B. Teissier (de Lyon), avec le diagnostic de rétrécissement aortique, d'origine rhumatismale. C'est un homme fort, vigoureux, sans aucun antécédent héréditaire. Comme antécédents pathologiques personnels, une attaque de rhumatisme à l'âge de 24 ans, mais qui ne laisse à sa suite aucune espèce de symptômes cardiaques. A l'âge de 27 ans, deuxième attaque ; un an après, troisième atteinte ; mais celle-ci est suivie de troubles de la circulation. C'est à ce moment que le malade est examiné par M. le professeur Teissier, et à plusieurs reprises, et que le diagnostic de rétrécissement aortique est porté. A son arrivée à Bagnols, voici ce que je constate : l'état général est bon ; le malade se plaint seulement d'une douleur, plutôt contusive que lancinante, de la région précordiale. C'est comme un poids qui pèse sur sa poitrine : une marche même modérée amène un essoufflement rapide, qui va jusqu'à la dyspnée et l'orthopnée, si le malade ne s'arrête pas. Au cœur et à la vue, la région fait une légère saillie ; la pointe soulève à chaque systole le sixième espace intercostal où elle bat. On perçoit le claquement des sigmoïdes de l'artère pulmonaire dans le deuxième espace intercostal gauche, à 4 ou 5 millimètres du bord supérieur du troisième cartilage costal gauche. La hauteur ventriculaire mesure 9 centimètres 1/2. A l'auscultation et à la pointe, rien de particulier ; mais à la base, au point même où on perçoit le claquement des sigmoïdes, existe un bruit de souffle nettement systolique, dont l'intensité diminue à mesure qu'on s'éloigne de ce point. Ce souffle est dur, presque râpeux et se propage dans la direction de l'aorte.

Le pouls est petit, serré, régulier.

1er tracé : avant le traitement ; 2e tracé : après le traitement.

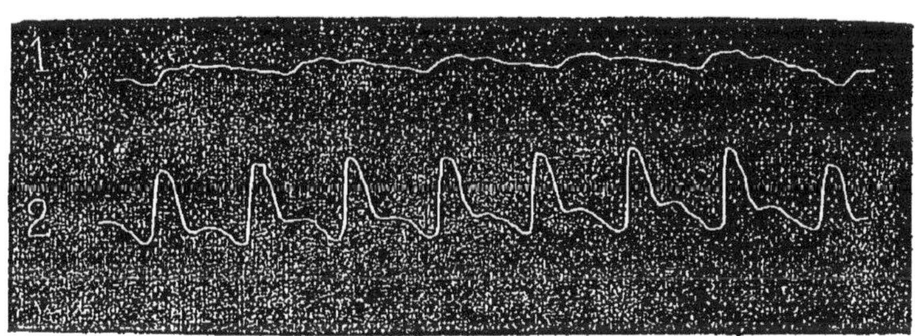

Le tracé sphygmographique, pris le lendemain de l'arrivée du malade, a une ligne ascensionnelle, courte, péniblement ascendante.

Si nous ajoutons que l'hypertrophie ventriculaire est manifeste par la mesure de la distance qui sépare les valvules sigmoïdes de l'artère pulmonaire, du point où bat la pointe

(9 centimètres 1/2) ; si nous ajoutons enfin que le malade est vigoureux, non anémique, et que l'état général est excellent, nous pouvons affirmer que c'est bien à un rétrécissement aortique que nous avons affaire, la dernière atteinte rhumatismale remontant à plus d'un an. — Le traitement bien supporté dure vingt jours, et amène dans le tracé sphygmographique les modifications qu'on peut voir et qui me paraissent devoir se passer de commentaires. Le souffle systolique de la base est à peine perceptible.

Observation IX.

M. X..., 30 ans, de Lyon, père et mère rhumatisants. A l'âge de 7 ans, première attaque de rhumatisme, qui ne paraît pas avoir retenti sur le cœur immédiatement ; mais à l'âge de 10 ans, le jeune malade se plaint de palpitations violentes et est examiné alors par M. le professeur Rambaud, qui constate tous les symptômes d'une endocardite intense, et envoie le malade aux eaux de Bagnols. Il était alors âgé de 11 ans et dans un état très-grave, au point d'inspirer de vives craintes pendant le voyage de Lyon à Bagnols. Le traitement, bien supporté, fut poursuivi pendant trois ans. Le résultat obtenu fut la disparition complète des palpitations, la reprise de l'état général, la marche et les ascensions rendues faciles, au point que le malade put se livrer avec ardeur à la danse et au patinage, jusqu'à l'âge de 19 ans. A ce moment, le jeune homme grandit beaucoup et parut éprouver quelques inconvénients d'une croissance exagérée.

En 1872, à l'occasion d'un événement douloureux, le malade se plaint de quelques palpitations passagères, du reste, et qui n'atteignent en rien l'état général. Il continue l'exercice du cheval et de la chasse.

En 1874, notre jeune malade se marie, son état étant absolument bon. Cependant, comme il éprouvait de temps en temps quelques douleurs vagues dans les membres, il vient à Bagnols en 1876, 1878 et 1880.

En juillet 1881, émotions morales vives, et à leur suite, sensation de pesanteur à la région précordiale, douleurs dans le plexus cervical et dans les muscles des membres.

En août 1882, ce malade, très-intelligent et alors âgé de 30 ans, arrive à Bagnols, se plaignant de quelques intermittences dans le pouls, qu'il perçoit, dit-il, fort bien.

L'état général est excellent : à la base du cœur, on perçoit un souffle systolique très-net : de temps en temps quelques irrégularités, qui ont disparu du reste le jour où il quitte Bagnols. Le tracé sphygmographique pris est évidemment celui d'un rétrécissement aortique.

Observation X. — *Endocardite rhumatismale.*

M. X..., de Lyon, 21 ans, vient faire à Bagnols sa cinquième saison pour une endocardite d'origine rhumatismale, qui remonte à neuf ans. A l'âge de douze ans, des symptômes cardiaques appellent l'attention de M. le professeur Rambaud, qui envoie le jeune malade à Bagnols.

Quatre saisons consécutives paraissent avoir eu raison de cette endocardite, puisque le malade peut se livrer aux exercices équestres et à la danse. L'état reste excellent ; mais l'hiver passé quelques douleurs se font sentir dans les muscles de la cuisse et de la jambe, et poussent le malade à venir faire une nouvelle saison à Bagnols.

Nous l'examinons soigneusement, surtout en ce qui concerne le cœur, le malade nous disant qu'il éprouve quelquefois une sensation de piqûre au niveau de la pointe du cœur. On ne constate aucun souffle. Les bruits du cœur sont bien frappés, avec leur timbre ordinaire. Le pouls est régulier, fort, ample. La hauteur ventriculaire, mesurée par le procédé du professeur Bondet, donne 8 centimètres et demi.

Au reste, l'état général est excellent.

Le tracé sphygmographique est absolument normal.

Nota. — Les urines de tous les malades ont été examinées et n'ont rien présenté de particulier.

Nous aurions pu donner d'autres observations bien plus nombreuses : nous avons préféré attendre à l'an prochain et aux années consécutives, afin de pouvoir soumettre au contrôle médical des résultats plus complets et plus probants.

Les tracés sphygmographiques, régulièrement pris toutes les années, montreront les résultats obtenus par le traitement.

CONCLUSIONS.

En présence de ces observations, que je soumets à la haute interprétation de mes éminents professeurs et maîtres, que doit-on penser ?

MM. Potain et Rendu, dans le *Dictionnaire encyclopédique des sciences médicales*, affirment la curabilité de certaines lésions valvulaires : « Toute lésion d'orifice, disent ces auteurs, toute déformation valvulaire est-elle destinée à progresser fatalement, ou à demeurer inévitablement stationnaire ? Il en est ainsi dans le plus grand nombre des cas assurément. On ne conçoit même pas qu'il puisse en être autrement dans les cas, par exemple, où il s'est produit des destructions étendues. Mais en est-il de même, toujours et sans exception ? C'est une question délicate à résoudre, puisqu'elle ne peut être tranchée que d'après les résultats de l'auscultation, et que ceux-ci laissent bien quelquefois place au doute. Néanmoins, on a cité, et j'ai vu, pour ma part, des cas dans lesquels, à la suite d'une affection aiguë rhumatismale, des souffles rudes, avec tous les caractères des souffles organiques, après avoir persisté, soit à l'orifice aortique, soit à l'orifice mitral, *assez longtemps pour qu'on dût admettre une lésion constituée*, s'éteignaient peu à peu ensuite, et finissaient par disparaître, en même temps que s'émoussaient tous les symptômes qu'on eût pu rattacher à l'existence d'une affection organique du cœur. Il est donc permis d'espérer et de chercher cette terminaison. »

D'une façon générale, l'action physiologique des eaux de Bagnols est caractérisée par des effets généraux qui se manifestent ordinairement du troisième au sixième jour. C'est la fièvre thermale, caractérisée par quelques troubles gastriques; puis l'appétit renaît, le sommeil devient calme, les fonctions se régularisent, l'essoufflement diminue, l'angoisse précordiale disparaît, les mouvements respiratoires deviennent normaux.

Enfin, si nous examinons les tracés sphygmographiques qui nous fournissent la seule manière d'apprécier, à la fois, la force du cœur, les qualités du pouls et le degré de tension intra-vasculaire ou pression sanguine, nous y voyons nettement ces conclusions qui nous paraissent devoir se dégager de ce travail :

1° *Augmentation de la force contractile du cœur et de la pression artérielle démontrée par l'augmentation de tension des tracés sphygmographiques.*

2° *Disparition des troubles généraux secondaires, tels que troubles gastriques, insomnies. etc.*

3° *Résolution des lésions par le mouvement de rénovation imprimé à l'organisme par l'amélioration générale de la nutrition, liée à l'augmentation de la tonicité vasculo-cardiaque.*

4° *Éloignement des rechutes.*

Les eaux de Bagnols nous paraissent donc indiquées dans tous les cas de rhumatisme, même avec lésion cardiaque consécutive, surtout chez les personnes jeunes (1) *et*

(1) L'auteur se propose d'étudier prochainement la curabilité des lésions cardiaques par les eaux de Bagnols, surtout chez les enfants, en s'appuyant sur ce qui a été écrit à ce sujet par Cadet de Gassicourt.

vigoureuses, puisqu'elles contribuent à maintenir la lésion dans un état stationnaire, quand elles ne l'améliorent pas ou ne la font pas disparaître. D'ailleurs, les eaux de Bagnols paraissent prémunir le malade contre des attaques de rhumatisme nouvelles, et par cela même, contre l'aggravation des lésions cardiaques, préalablement existantes.

SOCÉITÉ NATIONALE DE MÉDECINE DE LYON

Séance du 21 mai.

PRÉSIDENCE DE M. CHASSAGNY.

M. TEISSIER fils lit un mémoire de M. COULOMB, relatif à l'heureuse influence des eaux de Bagnols (Lozère) sur la résolution de l'endocardite rhumatismale.

M. GUBIAN a envoyé autrefois aux eaux de Bagnols un certain nombre de malades, âgés il est vrai, atteints de lésions cardiaques et d'endocardite sans avoir constaté à leur retour de résultat favorable. La plupart des observations de M. Coulomb portent sur des sujets jeunes, et il se pourrait que la jeunesse fût une condition favorable à la résolution de l'endocardite par les eaux de Bagnols. M. Gubian a vu les eaux de La Motte produire également quelque amélioration chez de jeunes cardiaques.

M. le Prof[r] TEISSIER a vu depuis 1854, époque à laquelle M. Dufresse de Chassaigne, ancien inspecteur de Bagnols, vint à Lyon, des succès incontestables de ces eaux dans le traitement des endocardites et des lésions cardiaques d'origine rhumatismale. Le bon résultat n'a pas été obtenu seulement sur des personnes jeunes, mais aussi sur des adultes et même sur des personnes d'un âge plus avancé. Des faits nombreux tirés de sa pratique lui permettent d'affirmer qu'il a vu plusieurs malades guéris et ne présentant plus ni bruit de souffle ni symptômes fonctionnels, après une ou plusieurs saisons à Bagnols ; un plus grand nombre a éprouvé seulement une amélioration réelle, et aucun ne s'est mal trouvé de ce traitement.

Comment ces eaux agissent-elles : il ne saurait le dire ; elles sont peu stimulantes, et l'on voit de nombreux catarrheux et bronchitiques qui ne trouvent que là du soulagement sans excitation.

M. Teissier ne connaît pas d'autres eaux qui produisent de semblables effets. Il a envoyé alternativement des malades à Bagnols et à Aix-les-Bains ; cette dernière station, si puissante pourtant contre le rhumatisme, n'a plus contre les lésions cardiaques l'efficacité de Bagnols. Il a vu des malades soulagés par les eaux d'Allevard, d'autres par les eaux peu excitantes et plutôt sédatives de Royat; mais nulle part il n'a vu qu'à Bagnols des lésions valvulaires enrayées et même guéries:

M. le Prof[r] RAMBAUD a sur les eaux de Bagnols une opinion semblable à celle de M. Teissier ; sur les malades assez nombreux qu'il a envoyés à ces eaux aucun n'a été rendu plus malade, beaucoup ont été soulagés et quelques-uns guéris. M. Rambaud pense que, même dans le cas de lésion valvulaire définitive, ces eaux peuvent avoir un effet utile en modifiant et améliorant la nutrition du muscle cardiaque. M. Rambaud se rappelle des jeunes gens atteints de lésions cardiaques avérées, et guéris aux eaux de Bagnols ; partout ailleurs on n'obtenait rien de semblable. M. Dufresse de Chassaigne, avant d'être inspecteur à Bagnols, avait déjà traité avec succès des cardiaques à Chaudesaigues, il importa à Bagnols les méthodes de traitement qui lui avaient déjà réussi et constata l'efficacité réelle de ces eaux chez les cardiaques.

M. TEISSIER fils demande que M. Coulomb soit inscrit sur la liste des candidats au titre de membre correspondant.

Le secrétaire adjoint, P. AUBERT.

www.ingramcontent.com/pod-product-compliance
Ingram Content Group UK Ltd.
Pitfield, Milton Keynes, MK11 3LW, UK
UKHW012122240726
13965UKWH00005B/1923

9 782013 463911